食悟

邵丽莉　著

哈爾濱工程大學出版社
Harbin Engineering University Press

图书在版编目（CIP）数据

食悟 / 邵丽莉著. -- 哈尔滨 : 哈尔滨工程大学出版社, 2025. 1. -- ISBN 978-7-5661-4634-2

Ⅰ. R151.3

中国国家版本馆 CIP 数据核字第 202572LL82 号

食悟

SHI WU

选题策划 张　曦
责任编辑 张　曦
版式设计 李海波　苗玉帅

出版发行 哈尔滨工程大学出版社
社　　址 哈尔滨市南岗区南通大街 145 号
邮政编码 150001
发行电话 0451-82519328
传　　真 0451-82519699
经　　销 新华书店
印　　刷 武汉精一佳印刷有限公司
开　　本 889 mm×1 194 mm　1/32
印　　张 8.625
字　　数 202 千字
版　　次 2025 年 1 月第 1 版
印　　次 2025 年 1 月第 1 次印刷
书　　号 ISBN 978-7-5661-4634-2
定　　价 68.00 元

http://www.hrbeupress.com

E-mail:heupress@hrbeu.edu.cn

序　言

亲爱的读者朋友：

感谢你翻开《食悟》这本书。

你是否曾有这样的困惑：

为什么即使吃得好、睡得足，身体依然时常感到疲惫？

为什么精致的饮食却没有带来预想的健康？

为什么现代医疗技术如此发达，慢性疾病却越来越普遍？

在快节奏和高压力的现代生活中，我们在饮食上常为了方便和满足口腹之欲而妥协，却忽略了一个简单但又至关重要的事实：我们的健康基础，实际上“深深扎根”于胃肠。而这个“被很多人忽视了的消化系统”，却承载着影响全身健康的重任——从新陈代谢、免疫力高低到情绪起伏、睡眠状况，甚至我们的生活质量和幸福感都与它息息相关。

然而，现实是残酷的。研究表明，全球70%以上的成年人正承受着胃肠道问题的困扰。这些看似无关紧要的问题，其实是肥胖、过敏、免疫力下降和精神倦怠等的导火索。更令人警醒的是，这些问题，往往会对健康造成不可逆的破坏。

为什么我们常常忽视这些信号呢？因为它们发展缓慢、不痛不痒，不足以引起我们的警觉。直到某一天，身体开始“抗议”，你才发现自己早已疾病缠身。这时，你可能才会开始反思：为什么身体越来越难以支撑高强度的生活？为什么快乐的日子越来越少？

我写这本书，正是为了解答这些疑问，帮助更多的人认清“饮食-肠道-健康”之间的紧密关系。这不仅仅是一本书，更是一个改变生活的契机。我将从心理学、哲学、营养学及肠道健康的角度出发，带领大家深入探索饮食与健康的真相，通过一点一滴的改变，改善生活的质量，找回失去的幸福。

从今天开始，让《食悟》陪伴您，一起迈出改变的第一步，为身体松绑，为健康赋能，为美好的人生护航。

邵 丽 莉

2025年1月

目录 CONTENTS

第三章 好习惯从点滴养成

第五章 水，生命之源

第八章 怎样养护我们的肠内菌群

第九章 提升幸福感

第十章 精准定制饮食方案

第一章

饮食与肠道健康

01

身体隐形的守护者

你知道吗？成人的肠道全长5~7米，肠道内腔布满绒毛、微绒毛，其总面积可以达到200平方米。在这么大的“内部空间”里，居住着**大约100万亿个肠内菌**，形成了一个复杂的生态系统，在我们几乎毫无感觉的情况下，影响着我们的健康与生活。

肠内菌群的作用远不止帮我们消化食物那么简单。**肠内菌群能合成人体必需的维生素，帮助我们分解自身无法分解的食物，甚至还能调节人体免疫系统，保护我们不受病原体的侵害**。可以说，肠内菌群是我们身体的隐形守护者，每时每刻都在守护着我们的健康。

肠道内的这些小伙伴主要分为三类：**有益菌、有害菌和中性菌**。

- 有益菌，如乳酸菌和纳豆菌，帮助我们分解有机物，对健康有益。
- 有害菌，如某些大肠杆菌，如果有害菌数量增多了，就会产生有害物质和有毒气体，对身体健康造成危害，是很多疾病的致病因。

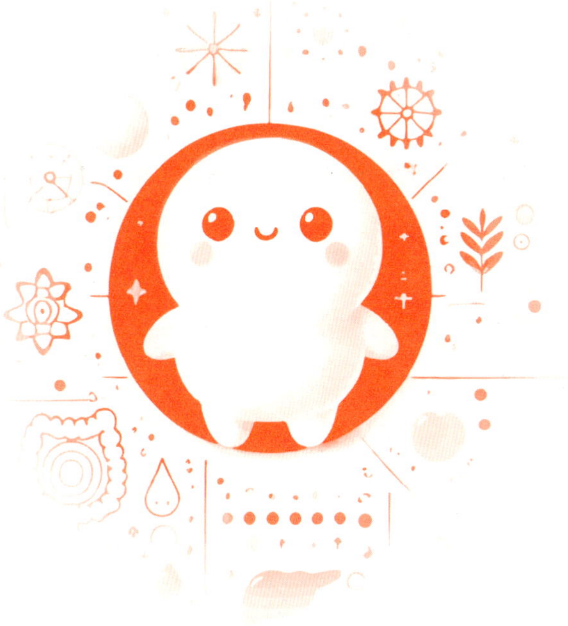

中性菌，就像“**墙头草**”，主要起到平衡的作用，致力于保持肠道微生态系统的稳定。当有益菌占上风时，它们会帮助有益菌；而当有害菌占上风时，它们则会帮着有害菌“捣乱”。

理想的肠内菌群比例应该是：有益菌占20%，有害菌占10%，中性菌占70%。**肠内菌群的平衡对我们的肠道健康至关重要。然而现代的生活环境、压力以及不良的生活习惯，使我们肠道的菌群很难达到理想的比例**。

02

肠道的十大功能

肠道不仅是消化和吸收食物的器官，它还有许多其他重要的作用。

1.**消化：**肠道是我们的“超级营养站”，食物经过口腔，到达胃部，初步消化后，由小肠主要负责吸收大部分的营养，大肠则主要负责吸收水分和进行排泄。

2.**吸收：**肠道将分解的食物转化成糖、氨基酸、脂肪酸、水分等营养物质，然后被人体所吸收。

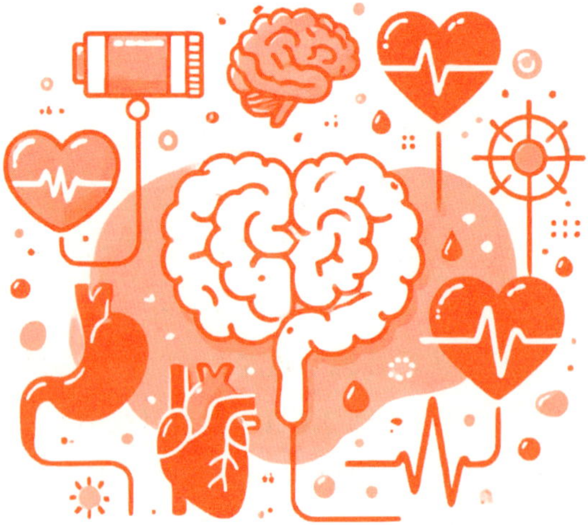

3.**排泄：**大肠将身体未吸收的食物残渣和代谢物质排出体内，保持人体的健康。

4.**合成营养物质：**肠内菌群能合成各种人体所需的营养物质，成为身体各项机能的坚实后盾。

5.**调节免疫系统：**肠道的免疫功能占全身免疫功能的70%左右,是人类机体防御的最前线。

6.**净化血液、排毒：**肠内菌群会帮助身体分解和转化食物中的营养物质，帮助机体抵抗致病菌的侵袭，分解并排出有毒物质，有助于净化血液。

7.**调节神经系统、促进大脑活动：**肠内菌群合成的化学物质能影响我们的情绪、睡眠和认知功能。

8.**活化脏器：**肠内菌群产生的物质能激活肝脏、肾脏等器官的功能。

9.**调节脂质代谢和糖分代谢：**肠内菌群能调节脂肪和糖分代谢，预防肥胖、控制血糖。

10.**促进荷尔蒙的活性：**肠内菌群能够调节荷尔蒙的活性，支持身体的正常功能。

03 肠内菌群面临的危机

在快节奏的现代生活中，快餐、加工食品、高糖和高脂肪的美食随处可见。它们虽然满足了我们对便捷和美味的需求，但也带来了严重的健康问题。

现代饮食对肠内菌群的毁灭性影响

如今，我们的饮食普遍以高糖、高脂肪和深加工食物为主。这些食物中含有大量的添加剂和防腐剂，会对肠内菌群造成严重的冲击。

高糖的食物会导致肠道中的有害菌迅速繁殖。有害菌在充满糖分的环境中如鱼得水，抑制了有益菌的生长。长此以往，肠内菌群失衡，导致**肠道炎症和“肠漏”**出现。这意味着，原本应当被拒之门外的细菌与毒素，竟穿透了肠壁的防线，随之而来的，是一场席卷全身的炎症反应，宣告着免疫系统与外来入侵者的激烈交锋。

●高脂肪食物也不利于肠道健康。研究显示，高脂肪食物会增加肠道负担，导致有害菌抢占肠道内的主导地位，引起**肠内菌群失衡，导致肥胖和糖尿病、心脑血管疾病等慢性疾病**的发生。

中医理论与现代肠道健康

中国古代医学典籍《黄帝内经》提出，**脾胃为“后天之本”**，可以通过调养脾胃来维护人体的健康。这一理念与当代肠道健康的科学研究不谋而合。

在当今社会，饮食习惯对肠道健康影响深远，已跃升为每个人不容忽视的核心问题。本书制定了很多针对常见的身体健康问题的饮食方案。这些方案是我与日本著名料理营养研究家共同研究并进行过实践的，是一套行之有效、精准对症的方法。我希望通过分享这些宝贵的经验，能够助力每一位追求生活品质的您，**让我们共同翻开更加健康、充满活力的幸福新篇章**。

04

测测你的肠道健康值

请按自己的真实情况回答以下的问题，每个问题的答案都有对应的分值，根据您的总分，对照专业的建议改善肠道健康。

饮食习惯

1.您每天食用多少份蔬菜和水果?

□ 3份以上（3分） □ 1~2份（2分） □ 很少或不吃（1分）

2.您每周食用加工食品的频率?

□ 很少或不吃（3分） □ 1~3次（2分） □ 超过3次（1分）

3.您经常自己做饭吃还是外出就餐（包括外卖）?

□ 经常自己做饭（3分） □ 偶尔外出就餐（2分）

□ 经常外出就餐（1分）

4.您的饮食平衡吗（荤素搭配的比例为1:4）?

□ 平衡（3分） □ 偶尔平衡（2分）

□ 很少平衡（1分）

生活习惯

5.您每周喝酒的频率？

□很少或不喝（3分）

□适量饮酒（1~2次/周）（2分）

□频繁饮酒（超过3次/周）（1分）

6.您每天的水分摄入量？

□2 000~3 000毫升（3分）

□1 000~2 000毫升（2分）

□少于1 000毫升（1分）

7.您的睡眠质量如何？

□良好，每晚7~8小时（3分）

□一般，每晚5~7小时（2分）

□睡眠不足，每晚少于5小时（1分）

8.您的精神压力大吗？

□压力小，能够很好地缓解情绪（3分）

□偶尔感到压力大（2分）

□经常感到压力很大（1分）

肠道健康状况

9.您的排便频率是?

□每天至少一次（3分） □隔天一次（2分）

□不规律/隔几天一次（1分）

10.您的排便情况如何?

□正常（3分） □偶尔不适（2分） □经常感到不适（1分）

11.您每天食用多少种不同类型的谷物和豆类?

□3种以上（3分） □1~2种（2分） □很少或不吃（1分）

12.您经常食用发酵食品吗（如大酱、泡菜、豆豉等）?

□每天吃（3分） □每周吃几次（2分） □很少或不吃（1分）

13.您经常吃富含Omega-3脂肪酸的食物吗（如深海鱼类、亚麻籽、核桃等）?

□经常吃（3分） □偶尔吃（2分） □很少或不吃（1分）

14.您是否定期服用抗生素或其他药物?

□很少或不服用（3分） □偶尔服用（2分）

□经常服用（1分）

15.您会有意识地管理饮食的多样性，确保食用多种营养素吗?

□是的，我有意识地保持饮食多样性（3分）

□有时（2分） □很少或没有（1分）

总分评估

31~45分： 您的饮食习惯和生活方式**对肠道健康非常有益**。您很好地保持了饮食多样性，拥有良好的生活习惯，这对维持肠内菌群和身体健康至关重要。请继续保持这些习惯，并尝试使用新的方法来进一步优化健康管理。

16~30分： 您的一些饮食习惯和生活方式**可能需要改善**。您需要增加蔬菜和水果的摄入量，少吃深加工的和高糖的食物，注意摄入充足的水分，适当增加健身活动，改善睡眠质量。小的改变可以带来大的变化，逐渐调整生活习惯，以此提升您的肠道健康。

0~15分： 这个分数可能意味着您的饮食习惯和生活方式**需要进行较大的调整，以此来促进肠道健康**。强烈建议您重新审视自己的日常生活，从增加蔬菜、水果的食用量，减少外出就餐频率，保证充足的睡眠开始。同时，考虑进行一些轻度到中度的运动，如步行或瑜伽，以促进身体健康。

这份肠道健康自我评估，能够帮助您了解自己当前的饮食习惯和生活方式。**它是迈向健康生活的第一步，让您找到生活中的可改善之处，让自己立即行动起来。**

健康小秘密

生病的智慧

很多人将“得病”视为不幸。其实，人生就像一次长跑，我们在跌倒和犯错中学习和成长。我们从小的失误中学会应对技巧，从烫伤中知晓火焰的危险……各种生活的经验，让我们能够更加深刻地理解健康的重要性，以及生活中“平衡”的智慧。

疾病，如同一面明镜，不仅映射出身体的脆弱与面临的挑战，更是心灵深处自我审视与成长的契机。长期不良的饮食习惯、生活方式和消极情绪，都可能转变成疾病。通常，我们只有在被诊断出疾病时才会感到惊讶和难以接受，却忽视了日常不良的生活习惯对身体的慢性损害。

生病，是我们重新审视自身的契机。让我们思考，究竟是什么原因导致自己的健康出现了问题。

我们的身体会通过什么样的外在表现，向我们传达有关疾病的信息？我们又该如何正确接收这些信息，并及时调整状态，重新让身心恢复健康？

疾病并非命运的惩罚，也无须自责，它更像是因疏忽保暖而偶感风寒的日常体验，提醒我们生活细节的微妙影响。这些经历，如同生命中的磨砺，让我们学会适应环境的变化，勇于做出积极的改变。每一次与疾病的邂逅，都会使我们深刻反思，激励我们审视并改变生活方式与思维模式。

将疾病视为生命旅途中的转机而非不幸的遭遇，这一心态的转变，如同点亮了一盏明灯，照亮了通往更加健康与和谐的身心状态之路。它不仅能够帮助我们更快地恢复健康，更能让我们在生活的各个方面都展现出坚韧不拔、积极向上的姿态。

第二章

健康的隐形威胁

01 肠道与健康，你所不知道的真相

食物的消化和吸收是胃肠的责任。胃负责初步的消化，大部分的营养吸收发生在肠道中。从营养与健康学的角度来看，**一个人的健康长寿很大程度上取决于拥有健康的肠道**。

肠内菌群与健康

肠道内生存着数百万亿个微生物，它们是维持肠道健康的关键。如果肠内环境受到污染，可能会导致**消化不良**、**便秘**、**腹泻**、**免疫功能下降**等问题出现。

我们的身体防线——免疫系统，在身体出现问题时扮演着至关重要的角色。免疫系统能够识别和消灭外来入侵物（如细菌、病毒、真菌等），人们可以通过自身的免疫系统达到自愈的效果，改善诸如感冒、炎症以及某些慢性病的症状。与之相对应的，如果人体最大的免疫器官——肠道出现问题，则不仅会引发各种疾病，甚至还会危及生命。

肠内菌群与精神压力

现代社会中，**精神压力**已成为一个普遍存在的问题，对肠道健康也产生了不良的影响。家庭、学校、工作的压力，可能导致人们出现**焦虑、不安和睡眠不足**等状况，这些都会影响肠道的健康。而肠道一旦受损，又会通过复杂的生理机制，反向加剧精神层面的不适，形成一个恶性循环，严重影响着人们的生活质量。

例如，长期的精神压力可能导致十二指肠溃疡、腹痛、腹泻；精神状态不佳会导致肠内菌群紊乱、大脑多巴胺分泌不足，**引发抑郁、自闭、认知障碍**等心理疾病。

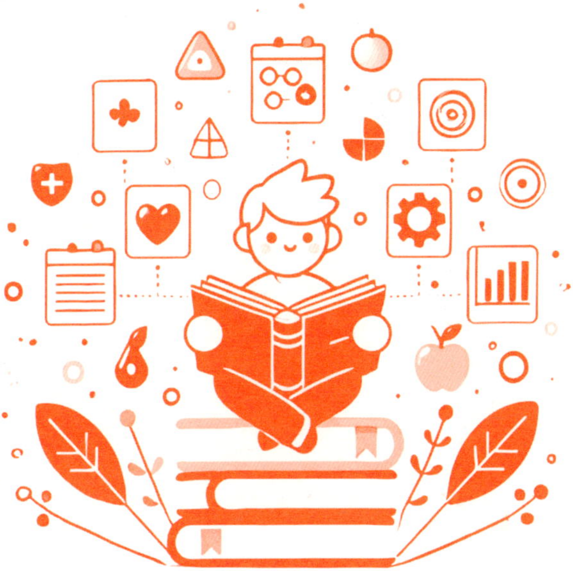

02 关于肠的三个关键词

在提到肠道健康时，我们需要先了解关于肠的三个关键词，它们是现代肠道健康研究的重点。

第一个关键词：肠漏

什么是肠黏膜通透性？

当肠壁细胞因受到损伤或破裂而变得松散时，肠道黏膜便会变得更具通透性，这可能会让细菌和毒素从肠道进入血液，引起炎症反应和感染，这种肠黏膜通透性现象通常被称为“肠漏”。肠漏可能发生在消化道的任何部位，但多数情况下发生在小肠和结肠。

在健康的状态下，我们的肠道像一面墙一样保护着我们，阻止有害物质进入血液。一旦这堵“墙”出现裂缝，则可能引发多种健康问题，如炎症、过敏反应，甚至是自身免疫系统疾病。

影响肠道健康的因素

导致肠黏膜通透性的因素有很多，这里列举一些，大家可作参考：

饮食：高脂肪、高糖的食物和酒精会损伤肠道细胞。

炎症：细菌、病毒和寄生虫等引起的肠炎会损伤肠道细胞。

药物：长期服用某些药物可能损伤肠道细胞。

身心疲惫：身体过劳或精神压力过大会影响肠道健康。

肠漏与慢性病

肠漏会导致一些本不该进入血液的物质，穿透肠壁进入血液，引起炎症反应，**极易加重各类慢性疾病**。

研究表明，肠漏与糖尿病的发病密切相关。身体慢性炎症会干扰胰岛素功能的正常运行，导致血糖调控能力下降。此外，肠漏也会加速动脉硬化的形成。有害物质进入血液后，会损伤血管壁并引发局部炎症，极易形成动脉硬化斑块。

不仅如此，肠漏还可能导致肥胖、免疫类疾病的发生。肠道屏障功能受损后，失衡的菌群会使肠漏进一步恶化，形成**恶性循环**。

第二个关键词：促炎

什么是肠内菌群紊乱？

肠内菌群紊乱指的是肠道中有益菌和有害菌的平衡被打破。健康的肠道需要有益菌来帮助其消化食物、合成营养物质，保护我们免受病原体的侵害。但是当**有害菌过多**时，它们便会**产生毒素，导致炎症的发生**。

促炎的影响

促炎通常指的是促进炎症反应的过程。在肠内菌群发生紊乱时，促炎微生物的增加会导致更多的**炎症介质产生**。过多的有害菌会释放促炎因子，这些因子通过血液传播到全身，不仅影响肠道健康，还能**影响全身各个器官的健康状况，引发或加剧炎症反应，加重糖尿病及心脑血管等疾病**。

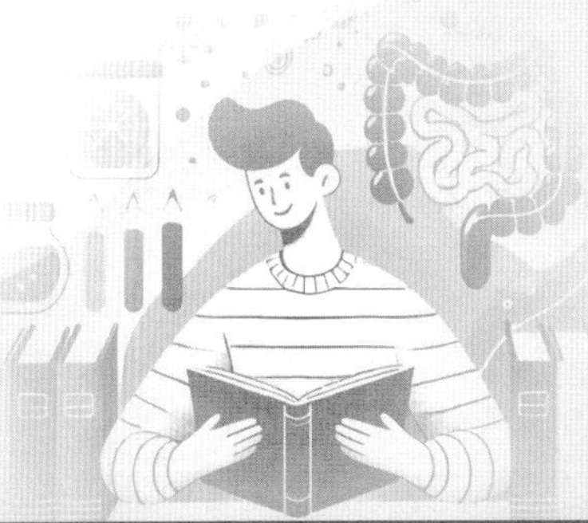

第三个关键词：抗炎

什么是抗炎？

抗炎是指通过自然的或药物的手段减轻或抑制炎症反应的过程。炎症是机体对损伤、感染或其他刺激的一种非特异性防御反应。过度的炎症反应需要被适当调控以**避免人体组织的进一步损伤**。

抗炎与疾病管理

在疾病管理中，**抗炎策略是关键**，特别是对于那些与**慢性炎症有关的疾病**，如慢性胃炎、慢性胰腺炎、糖尿病以及免疫系统疾病等。通过控制饮食、调整生活方式及适当的药物治疗，可以显著改善人们的病情，提高人们的生活质量。

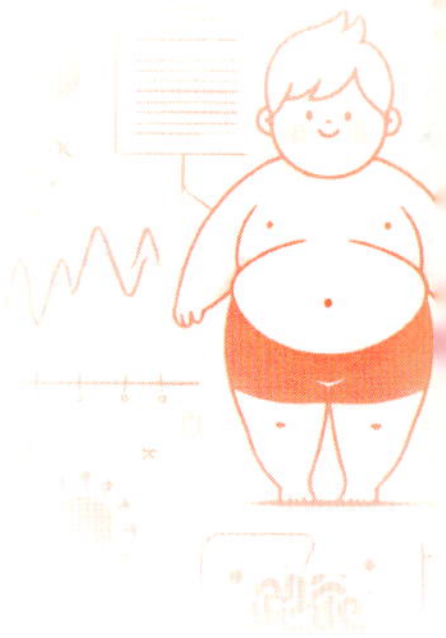

03

肥胖的秘密

在近几年的健康咨询中，越来越多的儿童和青少年出现了肥胖问题，有些未成年人甚至出现尿酸高、血糖高和血脂高等成人常见的健康问题。

肥胖孩子背后的健康误区

很多家庭都认为：孩子多吃、吃得好，白白胖胖、壮壮实实就是健康，所以家长从来不控制孩子的饮食。一些孩子从小就无拘束地食用高糖、高脂肪的食物，如快餐、薯片、甜品等。这些食物虽然很诱人，但**对肠道的微生物生存环境会造成不良的影响**。

肥胖引起的连带问题

肥胖不仅影响一个人的外貌体态，还与多种严重的健康问题紧密相关。肥胖是2型糖尿病、高血压、心脏病、睡眠障碍、肝脏疾病、关节炎以及某些癌症的主要致病因之一。这些健康问题**显著降低了人们的生活质量**，甚至**缩短了寿命**。

04 疾病与肠内菌群的秘密

在我们的日常生活中，不健康的生活习惯，看似是无害而快乐的，却悄悄地侵蚀着我们的健康。下面我们以糖尿病为例，解释一下疾病与肠内菌群的关系。

从甜到苦：糖尿病与肠内菌群失衡

糖尿病的致病因之一便是肠内菌群失衡。

首先，不健康的生活习惯导致**肠内菌群失衡**，尤其是有益菌的减少与有害菌的增加，会导致**肠道健康状况发生变化**。其次，肠道的不健康导致免疫系统出现问题，免疫力下降。最后，免疫系统出现了问题，在一定程度上导致机体对胰岛素的反应不敏感，会使胰岛素不能正常发挥降血糖的功能，胰岛素的敏感性下降即胰岛素抵抗，**而胰岛素抵抗是糖尿病发病的前兆**。

糖尿病的发展是一个逐渐加重的过程，其并发症众多，严重影响人们的生活质量，如视网膜、肾脏及神经系统的病变，甚至还会出现心脑血管疾病等更危险的并发症。

05 高血压的幕后黑手

高血压，这个在现代社会最为常见的健康问题，往往被视为**“沉默的杀手”**，因为它能够**悄无声息**地损害我们的健康。许多人都被高血压所困扰，在控制血压时，可能会先想到减少盐分的摄入量或增加运动量，却很少有人知道肠道健康也对血压的高低产生着影响。

肠内菌群失衡，影响血压的高低

正常情况下，肠内有益菌可以帮我们调节钠的平衡，维持血压的稳定。但当这些有益的微生物减少，有害菌增多时，血液中钠的浓度可能会异常升高，从而推高血压。

肠内菌群的失衡还可能引发一系列炎症。**肠漏**导致杂质渗入血液，引发炎症反应，**增加血管的刚性**，易导致血压上升。

高血压比我们想象的危险

高血压会对心脏、大脑、肾脏等重要器官造成负担，增加心血管疾病、心脏病，甚至脑卒中（俗称中风）的患病风险。因此，要从保持肠内菌群的平衡开始，维持血压的稳定，这是保证健康的关键因素之一。

06 心脑血管疾病的诱因

心脏病是人类的主要死亡原因之一，常常与不健康的生活习惯和遗传因素联系在一起。然而，近年来的科学研究揭示了另一个可能影响其发病的因素——**肠内菌群的健康程度**。位于我们肠道中的微生物群体，可能是心脑血管疾病的诱因之一。

炎症影响心脑血管健康

当肠内菌群失衡时，有害微生物会增多，它们会通过以下两种主要方式对心脑血管的健康造成影响。

- **增加肠黏膜通透性：**肠内菌群失衡时，有毒物质会进入血液，引起全身范围的炎症反应。
- **产生代谢性毒素：**有害菌群可产生代谢性毒素，直接损伤血管壁，极易导致动脉硬化，增加心脏病和脑卒中发病的风险。

从肠到心：心脑血管疾病的潜在路径

炎症和代谢性毒素的存在对心脑血管系统造成**持续压力**，可能导致血管壁逐渐**变厚**、**变硬**，这是**动脉硬化**的典型特征。**动脉硬化是许多心脑血管疾病的根源**，包括**冠心病**、**心肌梗死以及脑卒中**。

心脏与脑部：两个问题，一个答案

虽然心脏病和脑卒中看似是两种不同的疾病，但它们的发病机理在很大程度上是共通的。二者都可能**源于肠内菌群**的失衡和随之而来的**炎症反应**。这种炎症甚至可能波及全身，心脏和脑部由于对血液供应的高依赖性，因此更容易受到损害。

由于脂肪分子较大且黏性较强，因此过量摄入肉类和全脂乳制品，会使血液变得黏稠。脂肪分子会附着在血管内壁，引发动脉硬化。硬化后的血管失去弹性，若继续堆积脂肪，可能会形成血栓。如果血栓发生在心脏附近，可能引发心肌梗死；若血栓堵塞脑部血管，则可能导致脑卒中。

这部分内容我在《肠道菌群与免疫》中进行了详细的讲解，我们可以将之与《食悟》相结合，找到保护心脑血管健康的好方法，帮助我们在日常生活中改善整体健康状况。

07

肠道是最大的免疫器官

免疫力的重要性日益被人们所认识和重视，**肠道的免疫功能约占全身免疫功能的70%**，肠内菌群的平衡直接影响着人体免疫细胞功能的发挥。

肠内菌群失衡：免疫力下降

肠道中的微生物群是一个复杂的生态系统，包括细菌、真菌、病毒和其他微生物。当肠内菌群失衡时，免疫系统的功能会被削弱。

免疫细胞功能受损：当有益菌减少时，免疫细胞的功能就会下降，导致我们对病原体的免疫力减弱。

炎症反应失调：肠内菌群的失衡还会导致炎症反应的失控，损伤正常的人体组织和器官，影响免疫力。

加工食品的挑战

过量食用**高糖**、**高脂肪的加工食品**，已经被科学研究证明，是多种疾病的致病因。这些食物缺少必要的膳食纤维，过多食用会直接削弱肠道免疫系统的防御功能，使身体更**容易感染病原体**，出现**免疫系统疾病**。

08 调节情绪的法宝

当今社会，心理健康问题已经成为人们广泛关注的话题。从青少年到成年人，从孤独症（又称自闭症）到焦虑症再到抑郁症患者，有些人甚至会做出一些极端的行为，越来越多的人受到心理问题的困扰。这些问题不仅是对个体的挑战，还深刻影响着家庭和社会。在寻找情绪障碍的成因和解决方案时，科学家们发现了一个关键因素——**肠道健康**。

我们情绪的操纵者

肠道被称为“第二大脑”，肠内有害菌的过度增长，极易导致心理障碍的产生，包括焦虑和抑郁。虽然这些心理问题往往不是由单一因素造成的，而是由**多种生理和环境因素共同作用**的结果，但**肠道健康在其中起着关键的作用**。

现代科学研究

一篇发表在《国际神经精神科学杂志》（International Journal of Psychiatry and Neurology）上的文章指出，肠内菌群通过影响神经系统的化学通路，可以直接调节情绪反应和心理状态。抑郁症患者常常表现出肠内菌群的失衡，这说明了肠内菌群在心理健康中扮演着重要角色。研究显示，通过调整肠内菌群内有益菌的比例，可以有效改善心理问题。摄取足够的益生菌，如乳酸菌等，能够促进血清素的合成和释放，这是一种关键的“幸福激素”，对抗抑郁至关重要。

中医理论与现代科学的融合

从中医的角度来看，心理障碍与**“肝气郁结”**和**“脾胃失调”**有着密不可分的关系。脾胃为“后天之本”，是气血生化的源泉，这与现代科学中关于胃肠健康影响情绪这一论述视角相同。从一个侧面说明了肠内菌群平衡对健康的重要影响。

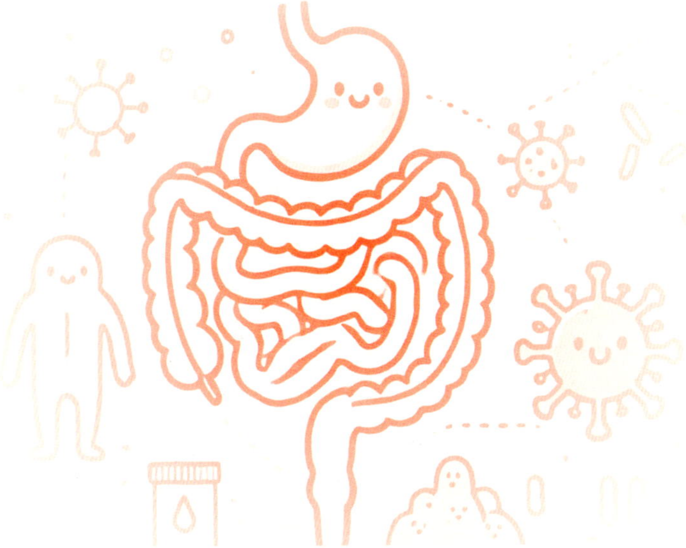

09

睡眠不好？肠内菌群来背锅

在近几年的健康咨询中，我发现越来越多的人抱怨自己睡眠质量差，多年来一直借助安眠药入睡，有些人则是容易惊醒，或者即便睡眠时间足够长也难以在睡醒后感到精力充沛。睡眠障碍在现代社会似乎正变得日益普遍，不仅影响了人们的生活质量，还会对健康造成严重危害。其实，**除了常见的工作压力、生活习惯或外在的环境因素外**，我们的肠道健康也在影响着我们的睡眠质量。

肠内菌群失衡影响睡眠

肠道微生物能够产生和调节多种神经物质，这些物质是调控睡眠的关键因素。例如，色氨酸是人体必需的氨基酸，人体不能自己合成，必须从食物中摄取。色氨酸是血清素的前体，而血清素又是产生褪黑素的重要原料。**血清素有助于调节心情，而褪黑素则被称为“睡眠激素”，在调节睡眠周期中扮演着关键角色**。

肠内菌群的状态直接影响色氨酸的合成作用，当肠内菌群失衡时，血清素和褪黑素便难以合成，甚至可能导致这些关键睡眠调节物质的减少，进而影响睡眠的深度和质量。

炎症影响睡眠质量

肠内菌群失衡还可能引起**慢性低度炎症**。这种炎症状态与多种健康问题相关，包括睡眠障碍。肠道有害菌的增加可能导致**肠黏膜通透性增加，毒素会轻易进入血液，引发全身性的炎症反应**。身体如果一直处于这种状态，则大脑中控制睡眠的区域会受到一定的影响，导致睡眠模式受到干扰。

从肠到脑，从脑到肠——“肠脑轴”

肠道健康与大脑健康之间存在着一个“肠脑轴”，这是一种复杂的**通信系统**，通过**神经网络**、**免疫信号和内分泌路径相互作用**。肠内菌群失衡导致的炎症，不仅影响了身体中其他器官的正常功能，还通过“肠脑轴”直接作用于大脑，影响大脑功能的正常运作，当然，也包括睡眠调节。

良好的睡眠是保持健康和保证生活质量的基石。缺乏高质量的睡眠，不仅会使人的情绪变坏，还会影响人的认知功能的正常工作。通过调整饮食和生活习惯来优化肠道健康，我们不仅可以改善睡眠，还可以让身体更加健康。

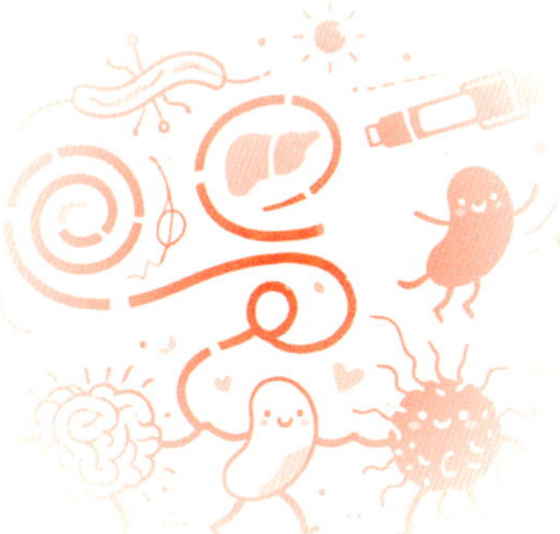

10 过敏症的困扰

过敏性疾病，如今已成为全球性的健康问题之一，各个年龄阶段的人都会受到过敏症的困扰。从对牛奶和花生过敏，到突发荨麻疹，再到尘螨过敏、季节性花粉过敏等，过敏症的发病率正在逐年攀升。

世界卫生组织的调查数据显示，**过敏性疾病已成为世界最常见的慢性疾病之一**，其中**儿童的发病率显著上升**，严重影响着人们的生活。近年来的研究发现，肠内菌群与免疫系统的反应有着密切的关系，对过敏症的治疗至关重要。

一句话总结：
肠内菌群失衡易引发过敏症

《免疫学杂志》的一篇文章指出，肠道微生物的多样性和菌群的平衡对免疫系统很重要。**肠内菌群失衡**，特别是有益菌减少、有害菌增加，会引发炎症，导致**免疫系统错误地发起攻击，触发过敏反应**。

《新英格兰医学杂志》（The New England Journal of Medicine）的研究表明，现代生活中适度的卫生习惯是必要的，但**过度清洁和消毒**会让孩子接触到的微生物种类大大减少。缺乏这些微生物的刺激，孩子的免疫系统很难得到锻炼，因此**过于干净的环境也会增加孩子患上过敏性疾病的概率**。

一句话总结：
过度干净易引发过敏症

一旦免疫系统错误地将某些物质标记为威胁，就会形成长期记忆，这是过敏症反复发作的主要原因。《临床免疫学》（Clinical Immunology）的一篇文章指出，免疫记忆导致身体每次接触相同致敏物质时都会产生过激反应。

一句话总结：
免疫系统很记仇

治疗的误区与解决方案

目前，过敏的常规疗法多依赖于抗组胺药物和皮质类固醇药物来控制症状，但并未从根本上解决问题。

我们通过**调节肠内菌群的种类、恢复菌群平衡，可以在一定程度上减少免疫系统的错误攻击，降低过敏症发生的概率**。例如，补充益生菌可以有效改善过敏症状，这个结论已在多项研究中被证实。

11

测测你的肠漏风险值

1.长期或频繁服用药物。	2.容易感到疲倦，缺乏活力。
3.经常腹泻或便秘。	4.放屁多，常有腹胀疼痛感。
5.对一些食物过敏，曾被诊断为食物不耐受。	6.存在过敏性皮肤病或支气管哮喘。
7.承受较大的精神压力。	8.出现青春痘、湿疹等皮肤问题。
9.经常感到心情低落、不安或注意力不集中。	10.患有溃疡性大肠炎、克隆病（一般指克罗恩病，又被称为局限性肠炎）等。
11.经常感觉头痛或关节痛。	12.食用小麦粉、乳制品后出现腹痛。
13.经常感觉身体不适。	14.长期使用抗生素。
15.经常饮酒或吸烟。	16.常食用小麦食品、碳水化合物和甜食。
17.很少食用蔬菜、海藻、蘑菇等。	18.经常食用快餐、外卖或加工食品。
19.为缓解痛苦而常吃止痛药。	20.频繁使用杀菌或消毒产品。
21.容易感冒或被病毒感染。	22.生活作息不规律，经常缺乏足够的睡眠。

测评结果分类

0~3项：属于低风险。**表明您的生活习惯和健康状况优良。**

4~6项：属于轻度风险。**建议关注肠道健康，适当调整饮食和生活习惯。**

7项以上：属于高风险。**您的身体可能存在较严重的肠黏膜通透性问题，建议咨询医生或营养师，进行进一步的检查。**

健康建议

1.调整饮食习惯：健康的饮食习惯是维持肠内菌群平衡的关键。可以多摄入富含益生菌的发酵食品如酸奶、纳豆等，有助于平衡肠内菌群。同时，增加富含膳食纤维的食物的摄入量，促进肠道蠕动，防止便秘。尽量减少食用加工食品和含有化学添加剂的食品。

2.减轻生活压力：精神压力会影响肠道正常的生理机能。建议大家通过瑜伽、冥想或深呼吸来舒缓身心，减轻心理负担，维护肠道健康。

3.保持适度运动：适度的运动能让身体保持健康状态，还能促进肠道蠕动，增强消化功能，让身体达到平衡状态。

4.保证充足睡眠：充足的睡眠对健康的重要性不容忽视。良好的睡眠可以帮助身体快速恢复体力，调节免疫功能，维护肠道健康。

5.专业的医疗咨询：如果症状较为严重，或自我调整后症状无缓解，应及时咨询医生，获取专业的治疗建议。

健康小秘密

心态对健康的影响

我们的思维方式和语言选择，影响着自身的情绪和身体健康状况。如果经常使用否定性的表述，如“不生病”“不难受”“不疼”等，虽然我们想要传达的是正面愿望，但大脑却会忽略“不”这个否定词，反而将注意力集中在“生病”“难受”和“疼”这些负面感受上，这会激活大脑中的负面情感回路，进而促使压力性激素“皮质醇”的释放，成为我们身心健康的潜在威胁。

相反，当我们采用正面而鼓舞人心的表述，如“我正在拥抱更健康的生活”“我期待更美好的未来”或“康复后，我将迎接更精彩的生活”等话语，可以促使大脑释放多巴胺等“快乐激素”，不仅能调节情绪，还能增强免疫力、改善身体健康状态。这些正面的思维方式犹如播撒希望的种子，帮助我们更从容地应对生活的挑战。

尤其是在我们面对健康危机时，心态的重要性尤为突出。现代研究表明，积极乐观的心态可以在疾病的治疗中发挥一定的作用。日本的一组研究数据显示，保持乐观的心态和配合治疗，即使是癌症，存活率也是很高的。乐观的心态如同生命的养料，给人们带来幸福感，让生活更加美好。

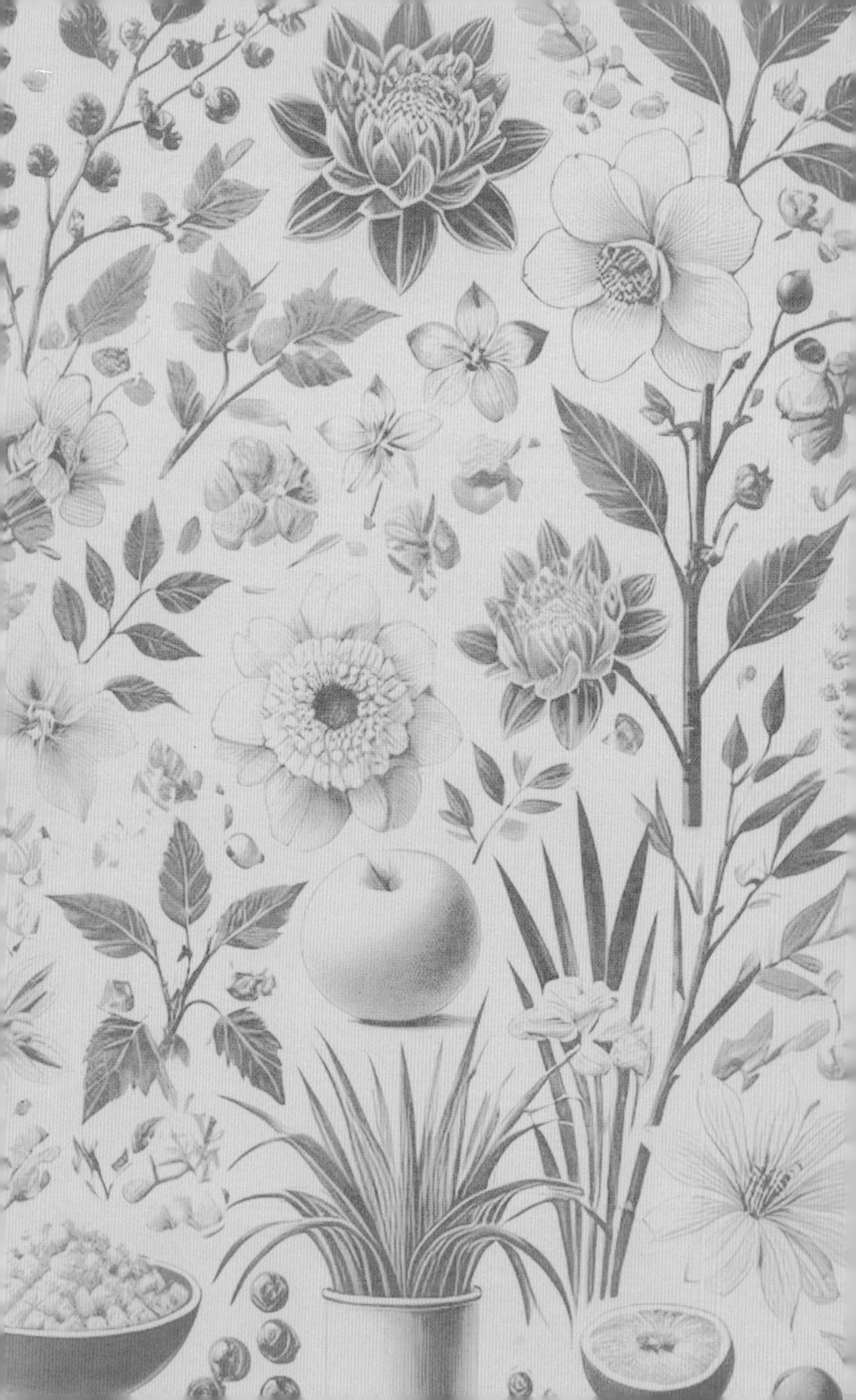

第三章

从点滴养成好习惯

01
为何一定要营养均衡

营养均衡是健康生活的基础，多样化的食物让我们能获取身体所需的各种营养物质。**营养均衡不仅能增强体质、预防疾病，还能提升生活质量，让我们每一天都充满活力**。

七大营养物质的详细分析

1.碳水化合物：作为主要的能量来源，应优选富含膳食纤维的糙米、全麦等复合碳水化合物，有助于控制血糖。

2.蛋白质：蛋白质是构成人体细胞的基本成分之一，豆制品、瘦肉、鱼、蛋等可为人体提供高质量的蛋白质。

3.脂肪：Omega-3脂肪酸和Omega-6脂肪酸是人体必需的脂肪酸，主要来源于深海鱼类、亚麻籽和核桃，有益于心脏健康。

4.维生素：维生素C可以在柑橘类水果中找到；维生素D可以通过日晒和在食物中获得，如食用鲑鱼（又称三文鱼）和牛奶。

5.矿物质：钙支持骨骼健康，主要来源于奶制品和绿叶蔬菜；铁是形成红细胞的关键，可以从红肉和豆类中获取。

6.水：成人日需2~3升水，以维持体内水分平衡。

7.膳食纤维：豆类、全谷物、坚果、水果和蔬菜中富含膳食纤维，有助于消化系统的健康。

营养不足或过剩的风险

营养不足或过剩的风险在全球范围内都是重要的健康问题。均衡的饮食是一个人健康的基础，这个基础不能倾斜，就像盖楼的地基如果出现问题，建筑就会倾斜，引发的问题可想而知。

- **营养不足**，常引发缺铁性贫血，维生素A缺乏则易患夜盲症、儿童发育迟缓。长期缺乏微量元素会阻碍儿童认知能力的发展，降低成年人的生活质量，增加慢性病的患病风险。

- **营养过剩**，尤其是过量食用糖类和增脂类食物，可能会引发肥胖、2型糖尿病、高血压、心血管病等健康问题。长期食用过多的不饱和脂肪酸和反式脂肪酸，则易患**心脑血管疾病**。肥胖不仅影响生活质量，还会增加患多种疾病的风险，包括关节病和某些类型的癌症。

表3-1是科学的营养物质配比，每日营养物质的摄入量以成年人的标准作为参考。具体的营养物质配比，要根据每个人的年龄、性别、体重、健康状况和活动水平进行调整。

表3-1 科学的营养物质配比

营养物质	每日推荐摄入量
碳水化合物	食物摄入总量的45%~65%
蛋白质	食物摄入总量的10%~35%
脂肪	食物摄入总量的20%~35%
膳食纤维	25~30克
维生素A	700~900微克
维生素C	75~90毫克
维生素D	600~800毫克
钙	1 000~1 300毫克
铁	男性8毫克，女性18毫克
钠	不超过2 300毫克，控制在1 500毫克以内
水	2~3升

02

一不注意吃出来的问题

前面我们分析了很多现代人关于健康的痛点，大家也应该能看到，许多健康问题实际上是“吃”出来的。

摄入过多糖类：频繁喝含糖饮料、吃零食和快餐，如汽水、巧克力和甜面包，会显著增加糖的摄入量。

可能出现的身体问题：体重增加、脂肪堆积，可能导致肥胖，进一步增加患2型糖尿病和心血管疾病的风险，增加某些癌症的发病率。

食用过多不健康的食品：频繁食用快餐和加工类食品，如炸鸡、即食面及含有人造黄油和部分氢化植物油（人工油脂）的食品，会导致饱和脂肪和反式脂肪的摄入量过高。

可能出现的身体问题：血液中的低密度脂蛋白（常被称为“坏胆固醇”）持续偏高，使动脉粥样硬化、心脏病、高血压和脑卒中的发病率升高。

蛋白质摄入不足：蛋白质是人体重要的营养物质，对于肌肉生长、免疫系统维护和伤口愈合至关重要。如果在饮食中忽视蛋白质来源，特别是某些素食者未摄入足量的能替代动物蛋白质的食物，则可能会导致蛋白质缺乏。

可能出现的身体问题：体力下降、肌肉减少，经常感到疲劳，同时免疫力降低、容易生病，更容易感染疾病。

维生素和矿物质缺乏：长期食用加工食品，忽视新鲜水果和蔬菜，饮食单一或过度节食，都可能导致维生素和矿物质摄入的不足。

可能出现的身体问题：免疫系统功能降低、骨质疏松、视力下降等。

水分摄入不足：如果过量饮用含咖啡因或酒精的饮品而忽视补水，或在高温环境和运动时不及时补充水分，都有可能导致水分摄入不足。

可能出现的身体问题：脱水会让人感到疲劳、精力下降，还会增加肾脏负担，影响人体正常的排毒功能。还可能对心血管的健康产生不良影响，增加罹患心脏病的风险。

膳食纤维摄入不足：人们常因偏爱快餐食品而忽略膳食纤维的摄入，如全谷物、水果和蔬菜，导致膳食纤维摄入不足。

可能出现的身体问题：膳食纤维不足会出现消化系统疾病，如便秘和肠道炎症，也与高血糖、高胆固醇和心血管疾病的发病率升高有关。长期缺乏膳食纤维可能增加罹患某些癌症的风险，如结肠癌。

03

不同饮食文化下的健康倾向

世界上的饮食文化多种多样，受当地文化、经济、地理和历史等因素的深刻影响。

地中海

地中海地区的饮食以富含橄榄油、多为鱼类和蔬菜著称，饮食清淡健康，对心血管有益。

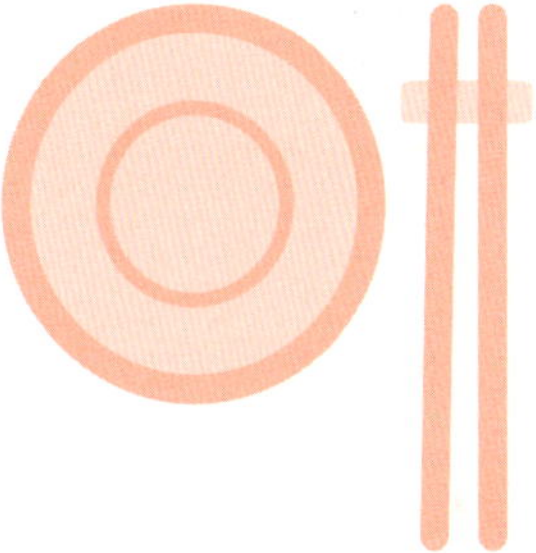

欧美

欧美饮食差异较大，如西欧多食用橄榄油和蔬菜；北欧多食用红肉；美国以高热量、高脂肪的食品为主。

亚洲

亚洲国家饮食各有特色，如印度以植物为主，但高糖高脂；韩国泡菜含盐量高；日本饮食较清淡。

这些饮食习惯直接影响着人们的身体健康，了解饮食的差异，有助于更深刻地了解理解饮食平衡的重要性。

04 不同生活习惯下的健康倾向

气候与饮食

寒冷地区：寒冷地区的人们倾向于食用高热量、高脂肪的食物，如肉类和乳制品，以保持体温和能量。但长期食用过多的脂肪可能增加罹患心血管疾病的风险。

热带地区：热带地区的人们在饮食上倾向于多样性，重视水果和蔬菜的摄入，有助于补充水分，预防中暑。富含膳食纤维的食物有助于促进消化、减轻心脑血管负担。

日照与饮食

日照充足地区：日照充足地区的人们倾向于食用更多新鲜的果蔬，这有助于人们获取足够的维生素D和抗氧化物，可以预防某些疾病，如骨质疏松等。

日照较少地区：日照较少地区的人们可能更依赖富含维生素D的食物，以弥补日照不足造成的维生素D缺乏。

地域与饮食

以肉类为主的地区：在美国和阿根廷等地，肉类消耗量大，居民多肥胖、胆固醇高，患心脏病和2型糖尿病的风险较高。

以海鲜、海藻和鱼类为主的地区：如地中海地区，居民的心血管健康状况普遍较好，这得益于饮食中富含Omega-3脂肪酸。

以米饭与面食为主的地区：亚洲以米为主食，碳水化合物食用较多；欧美偏好面食，如意大利，易出现高血糖等问题。

以发酵食品为主的地区：如韩国，其饮食中包括大量的发酵食品，虽然有助于肠道健康，但高盐分也增加了罹患高血压的风险。

以辣味食品为主的地区：如泰国和墨西哥会在食物中加入大量辣椒，虽然辣椒含有辣椒素，有助于促进新陈代谢，但过度食用可能会引起消化系统疾病。

以素食为主的地区：如印度的某些地区素食主义者占比较高，素食有助于降低罹患心脏病和某些癌症的风险，但需要确保蛋白质和微量元素的摄入量。

奶制品摄入多的地区：如欧洲的许多国家，奶制品是其饮食的重要组成部分。奶制品是钙和维生素D的良好来源，但高脂奶制品的过度摄入可能使胆固醇增高，诱发心脏病等疾病。

酒精依赖：如法国和意大利，虽然适量饮酒可能有益心脏健康，但过量饮酒却会诱发肝脏疾病、癌症或其他疾病。

现代化的生活方式与饮食

交通便利的地区：这些地区通常食品种类丰富，但速食和快餐的普及可能导致人们出现健康问题，如肥胖和糖尿病。需要注意饮食平衡和食品质量。

交通不便的地区：这些地区的居民更多地依赖本地食物，虽然饮食更天然，但可能营养不均衡。

自己做饭与经常外出就餐：自己烹饪能更好地控制食材的来源，保证营养均衡，而经常外出就餐可能导致高热量和高脂肪食物摄入过多。

追求生活品质与随便应付：有较高生活追求的人较多选择有机和高品质的食物，而不太关心饮食健康的人，可能因饮食不均衡而面临一系列的健康问题。

05 吃要有序

健康的饮食顺序对于**控制血糖、控制碳水化合物的摄入量**至关重要。以下是科学的饮食顺序，希望对你有所帮助。

首先，吃富含膳食纤维的食物：每餐都要先吃蔬菜和富含膳食纤维的食物。膳食纤维在消化的过程中吸水膨胀，增加饱腹感，有助于控制食物的总摄入量，还能维持血糖水平的稳定。

其次，食用蛋白质和汤水：蛋白质和汤水可以进一步增强饱腹感。进食大约20分钟后，脑部会收到饱腹的信号，这时是控制进食量的关键，因为它有助于让人们避免过量摄入食物。

再次，少量食用碳水化合物：把碳水化合物放到后面食用，如米饭或面食。此时，胃部已有饱腹感，碳水化合物的摄入量自然减少，可以防止血糖水平急速上升。

最后，少吃甜品：如果有甜品，则应在饭后食用。由于已经有了饱腹感，因此甜品的摄入量会相应减少，能进一步控制糖分的摄入。

按着前面的饮食顺序，可以减轻血糖波动，同时有助于避免过量摄入能量。这种方法不但能保持健康，并且对于想控制体重和血糖水平的人来说，更是可以在享受美味的同时，照顾到身体的健康需求。

如果打乱了饮食的顺序

- 血糖波动：先吃碳水化合物，后吃甜品，会导致血糖急剧波动，长期如此会增加罹患2型糖尿病的风险。
- 体重增加：食用甜品后再吃肉类，增加总热量的摄入，长期如此会导致体重增加变得肥胖。
- 营养不均衡：忽视蔬菜的摄入，缺乏膳食纤维和人体必需的维生素。
- 影响消化：最后喝汤会影响消化，最先喝汤则有助于食物的预处理和软化。
- 长期健康风险：长期不良的饮食习惯会导致慢性炎症的发生，增加心血管疾病、癌症和肝病的患病风险。

很多人都会对生病产生自我怀疑：“我很少吃糖，也不抽烟、不喝酒，为什么会得糖尿病（脑卒中、癌症等疾病）？”那么，健康的饮食顺序你注意过吗？每天不正确的饮食方式，就可能导致这些严重的后果。

06 时有讲究

与吃饭的顺序同样重要的，还有吃饭的时间和频率。这也是我们万丈高楼的一砖一瓦。主要目的是防止“吃太多”和注意相关健康问题。

吃饭时间的重要性

科学研究表明，有规律的饮食可以保持身体健康、预防慢性疾病、稳定生物钟、优化身体功能、维持有效的能量代谢，有效改善胃肠消化与吸收功能。

科学支持：减脂进食时间

一项发表在《美国临床营养学杂志》（The American Journal of Clinical Nutrition）上的研究指出，**晚餐过晚会干扰脂肪的正常代谢，增加心血管疾病的患病风险**。这是因为从**22:00**开始，身体逐渐进入休息和恢复模式，晚餐过晚会导致摄入的能量无法有效转化，从而转存为脂肪。简单地说，22:00以后，如果肚子里还有没消化完的食物，那它们有一部分就会变成脂肪。

现代饮食模式的调整

考虑到一部分现代人较少的体力活动，传统的三餐模式可能不再适合所有人。根据个人的生活习惯、健康状况和活动水平的不同，可以选择适合自己的饮食方式，尝试一点点调整。如果是有慢性身体问题的人，在做出重大调整之前，需咨询医生或营养师，确保符合个人健康需求。

两餐或两餐半模式

对于活动量较少的现代人来说，减少每日的饮食次数可能有助于减少总体的能量摄入。例如，一天只吃两餐，可以有效减少脂肪堆积，控制体重。

推迟早餐时间

推迟早餐时间可以延长夜间的断食时间，改善代谢功能，有助于减少热量的摄入，尤其适合早晨感觉不饿的人。

“16+8”间歇性断食

现在流行16个小时的断食期再加8个小时的进食时间。例如，你在10:00至18:00进食，那么从18:00到第二天中午10:00就不进食。这种饮食方式被一些研究机构认为有助于增强免疫力、改善代谢功能和控制体重，但同样需要个人根据自己的健康状况和生活习惯来决定是否实施。

少食多餐的适用性

对于需要频繁补充能量或有特定要求的人（如糖尿病患者需要稳定血糖）来说，少食多餐可能更为适合。包括定时摄入少量的均衡餐食，以维持血糖和能量水平的稳定。

07 细嚼慢咽好处多

现代社会的快节奏生活，让很多人的吃饭速度越来越快，这是对健康有损害的“小动作”。这里我要说的是细嚼慢咽的好处与做法，办法总比问题多，这个道理在健康管理中也同样适用。

细嚼慢咽的好处

改善消化功能，促进营养吸收

细嚼慢咽使食物更易分解和被吸收，减轻胃肠负担，对患有消化系统疾病的患者尤其有益，还可以防止血糖急剧升高。

增加饱腹感，控制体重

我们可以通过细嚼慢咽延长进食时间，给大脑足够的时间接收饱腹的信号，从而减少进食量，控制和减轻体重。

减少过量进食的风险

快速进食通常会导致过量进食，因为进食速度快于大脑处理饱腹信号的速度。慢食可以帮助人们更准确地评估自己的饥饿或饱腹程度，避免不必要的额外摄入。

细嚼慢咽是一种简单且有效的方法，可以改善消化、增加饱腹感、控制体重，并减少慢性疾病发生的风险。

健康小秘密

马拉松的故事

我曾在朋友那里听到过一个关于马拉松的故事。一位朋友第一次信心满满地报名参加全程42.195千米的马拉松比赛，没想到在快接近终点的地方因体力透支而晕倒。然而，这并未成为他故事的结局，反而铸就了他更加坚韧不拔的意志。

次年，他毅然决然地站在了更为极限的100千米马拉松赛场上。结果，他不仅成功跨越了曾经的挫败，更以非凡的毅力，证明了自我超越的无限可能。

这一转变的根源，是深植于他内心深处的目标与心态的蜕变。当意识到前方征途的广阔无垠，那曾经的42.195千米不过是漫长旅途中一个必经的站点时，他学会了以更加从容不迫的姿态，面对每一个挑战与难关，这不仅是对马拉松精神的感悟，更是对人生旅途的深刻洞察。

这个故事如同一面镜子，映射出我们在面对疾病与种种生活挑战时应持有的正确心态。在漫长的人生道路上难免遭遇风雨，但请铭记，这不过是生命长河中短暂的一瞬，它们无法定义我们的全部，更无法阻挡我们迈向更加灿烂的未来的脚步。生活的画卷绚烂多彩，前方有无尽的风景等待我们去探索、去珍惜。

疾病与挑战，如同马拉松赛道上的一个个弯道，它们真实地存在着，却绝非终点。关键在于，我们是否能以积极的心态，将这些经历变为成长的催化剂，将其视为通往更加广阔天地的桥梁。当我们勇敢地眺望远方，心中充满对未来的憧憬与希望时便会发现，生命的旅途中充满了无限可能与机遇。每一次挑战，都是一次宝贵的学习与成长的契机，都会让我们更加坚强、更加成熟地去面对生活中的下一个挑战。

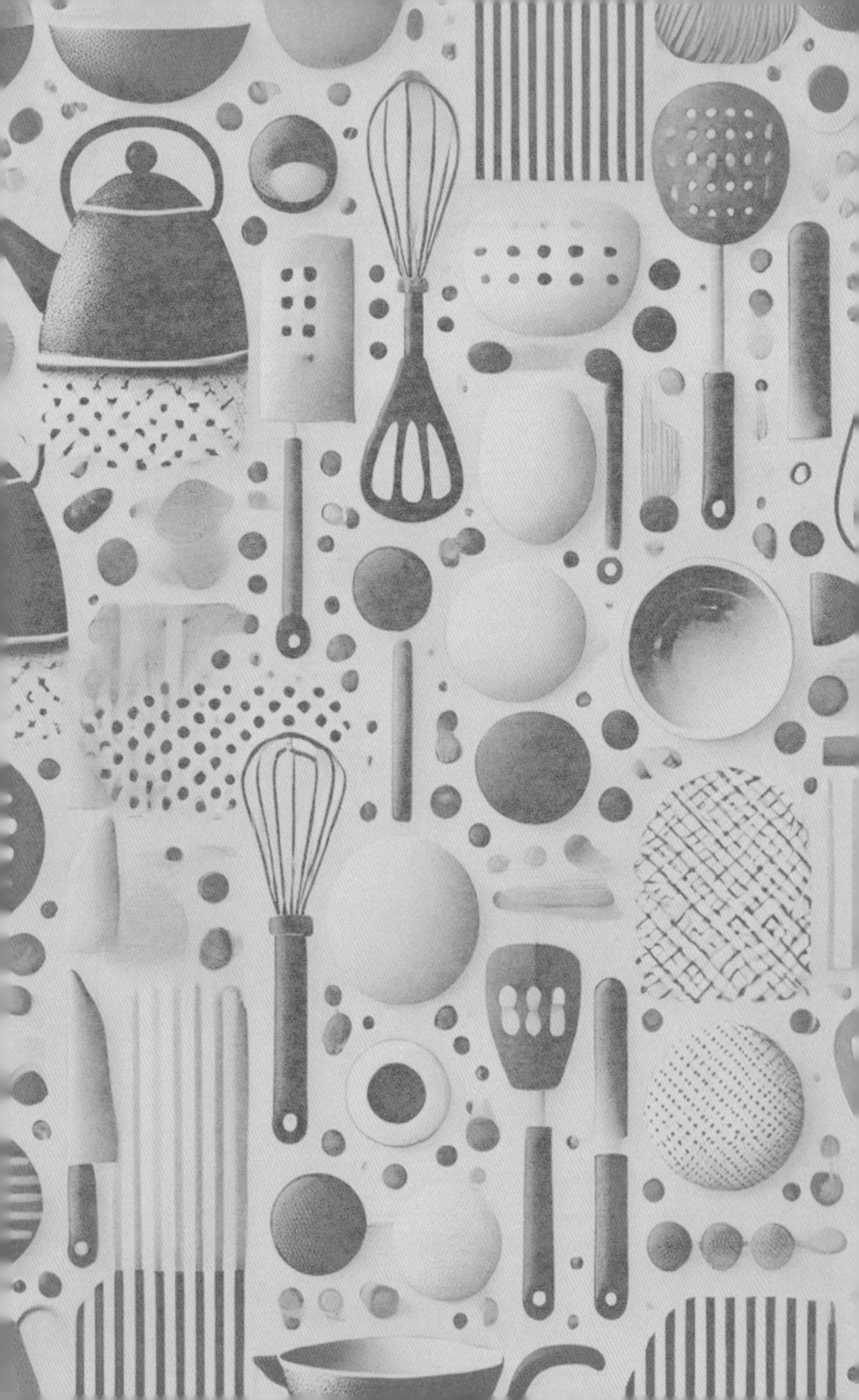

第四章 各种食材的烹饪技法考究

01 健康吃肉有窍门

肉类是许多家庭餐桌上的主要食物来源，然而，其对健康的影响常常被我们所忽视。日本国立癌症研究中心针对**肉类摄取量与患大肠癌的风险**展示了一组惊人的数据，研究显示，牛肉和加工类肉制品的高摄入量与患大肠癌的风险增高显著相关，在女性群体中尤为明显。表4-1里列出了人们日常食用的各种肉类，并给出了相应的食用建议。

表4-1　肉类食用建议

分类	女性食用建议	男性食用建议
牛肉	每月不超过90克	每月2次，每次150克
鸡肉	选择优质、安全的鸡肉	选择优质、安全的鸡肉
猪肉	每4天不超过150克	影响较小，无特别限制
加工肉	最好避免食用	每日不超过8克

科学的烹饪：更健康的食物

不同的烹饪方法对健康的影响也截然不同。高温烹饪（如油炸）会产生加速老化的物质，被称为AGEs（advanced glycation end products，晚期糖基化终末产物）。为了能够食用更健康的食物，**推荐使用蒸、煮或涮煮的方法烹饪食物**。

饮食建议：

综合科学研究与康复经验，建议大家以鱼肉和鸡肉为主要食材，适当搭配猪肉，偶尔食用牛肉。食材的轮换可以确保摄取足够的营养，同时减少潜在的健康风险。表4-2列出了各种肉类的营养成分。

表4-2　肉类的营养成分

分类	营养成分
鸡肉	蛋白质，维生素B_6、B_{12}，铁，锌
牛肉	蛋白质，维生素B族，铁，锌
猪肉	蛋白质，维生素B_1，铁，钾
羊肉	蛋白质，维生素B族（尤其是B_{12}），铁，锌
火鸡肉	蛋白质，维生素B_6，硒
鸭肉	蛋白质，不饱和脂肪酸，铁
鹿肉	蛋白质，维生素B_{12}，铁
兔肉	蛋白质，磷，钾
鹅肉	蛋白质，铁

注：其中，火鸡肉、鹿肉、兔肉属于低脂肪肉类，鹅肉属于高脂肪肉类。

上面列出的肉类可以以**鱼→鸡→鱼→鸡→鱼→猪→鱼→鸡→鱼→鸡→鱼→猪→牛的顺序**轮流食用。这里为几种肉类匹配了较合适的烹饪方法。

清蒸鱼

食材：鱼（如草鱼、鲈鱼，500~600克），姜片10克，葱段10克，盐、生抽适量。

做法：

（1）清洗干净后在鱼身上划几刀，以便更好地入味。

（2）鱼身撒上适量的盐，再铺上姜片和葱段，腌制约10分钟。

（3）将鱼放入蒸锅中，大火蒸8~12分钟（根据鱼的体积大小调整时间）。

（4）出锅后淋上一些生抽即可食用。

柠檬香草烤鸡胸肉

食材：鸡胸肉200克，柠檬汁20毫升，鲜香草（如迷迭香、百里香）适量，橄榄油10毫升，盐和黑胡椒粉适量。

做法：

（1）鸡胸肉洗净后用厨房纸吸干水分。

（2）将橄榄油、柠檬汁、盐、黑胡椒粉和切碎的香草混合后腌制鸡胸肉，腌制时间约30分钟。

（3）烤箱预热180度，将鸡胸肉放入烤箱中，烤制20~25分钟，直至鸡胸肉完全熟透。

（4）可搭配一些新鲜的蔬菜一起享用。